I.

RAPPORT

Fait par Messieurs les Commissaires
nommés par la Faculté de Médecine.

POUR L'EXAMEN

DES

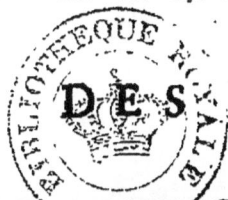

EAUX D'ENGHIEN,

Au dessous de l'Etang de Saint-Gratien.

RAPPORT

Fait par MM. les Commissaires nommés par la Faculté de Médecine, pour l'examen des eaux d'Enghien, au dessous de l'étang de Saint-Gratien.

MONSIEUR LE DOYEN, MESSIEURS,

Les eaux minérales ont de tout temps attiré l'attention des hommes, par les avantages qu'elles leur ont procurés dans une infinité de maux qui ne résistent que trop souvent à tous les autres secours que l'art emploie pour les combattre ; & les médecins de tous les siècles les ont regardées comme un des moyens les plus sûrs qu'ils pussent mettre en usage contre les maladies chroniques. Cette confiance s'est sur-tout accrue depuis que les lumières de la chimie & l'observation la plus scrupuleuse, nous ont éclairés sur leur nature & sur leurs effets. Les eaux qu'on a désignées par le nom d'*eaux sulfureuses*, ont été distinguées, avec raison, par leur efficacité contre les maladies les plus rebelles ; aussi a-t-on vu dans tous les temps les hommes accourir des lieux les plus

A ij

éloignés vers ces fortes de fontaines, qu'on regardoit dans les fiècles de fuperftition & d'ignorance, comme le domicile de quelque divinité propice, en méconnoiffant la main toute-puiffante qui a couvert ce globe de fes bienfaits.

La découverte d'une eau de cette efpèce dans le voifinage de cette capitale, doit être regardée comme un bien d'autant plus précieux, que toutes celles que nous connoiffons font à une diftance trop confidérable, pour que les perfonnes d'une fortune bornée puiffent foutenir les frais des voyages qu'il falloit entreprendre pour en jouir, & que par leur nature, elles fouffrent difficilement le tranfport, & confervent encore plus difficilement leur vertu, lorfqu'on les garde quelque temps. Telle eft l'eau qu'on vient de découvrir depuis quelques années au deffous de la digue de l'étang de Saint-Gratien, au midi d'Enghien, dans la vallée de Montmorency. Ces eaux, qui ont d'abord été examinées par le père *Cotte*, prêtre de la Congrégation de l'Oratoire, puis par M. *Macquer*, notre confrère; enfin par M. *Le Veillard*, qui vient d'en obtenir la conceffion de S. A. S. monfeigneur le prince *de Condé*; ces eaux, disje, commencent à attirer l'attention du public, encouragé par quelques essais favorables qu'on en a déja faits ; mais M. *Le Veillard* qui sait que vous seuls pouvez éclairer le public & les médecins sur les avantages qu'ils peuvent se promettre de leur usage, a cru devoir les soumettre à votre jugement.

Vous nous avez chargés, Messieurs, de faire toutes les recherches nécessaires sur leur nature, leur composition & leurs effets : nous allons vous exposer ce que l'examen de la source, l'analyse la plus exacte, nous ont appris sur ces objets ; nous osons espérer que vous y trouverez des fondemens assez solides pour asseoir le jugement que vous devez porter.

Les eaux de l'étang de Saint-Gratien sont soutenues par une digue fort longue, dirigée du nord-est au sud-ouest ; cette digue a à chacune de ses extrémités un déchargeoir pour l'écoulement du trop-plein de l'étang ; chacun de ces déchargeoirs est composé de trois arches, portées sur un massif de maçonnerie qui se termine en glacis du côté opposé à l'étang. C'est de dessous ces déchargeoirs que paroissent venir les sources minérales sulfureuses que vous nous avez chargés d'examiner. Celles qui sont situées à l'extrémité sud-ouest de la digue, paroissent

A iij

trop peu confidérables pour qu'on puiffe fe promettre d'en tirer quelque avantage : il n'en eft pas de même de celle qui fe trouve à l'extrémité nord - eft du côté d'Enghien ; elle eft affez abondante pour efpérer qu'elle fournira au befoin de tous ceux qui feront dans le cas d'y recourir. Outre ces fources, MM. *Roux* & *Darcet*, deux d'entre nous, étant allés cet été vifiter les environs de l'étang avec M. *Le Veillard*, en découvrirent une nouvelle dans la prairie qui eft à la tête de l'étang, mais dont les eaux leur parurent fe mêler avec des eaux communes, ce qui ne permet pas d'efpérer qu'on en puiffe tirer parti ; ce qui nous a déterminés à borner notre examen à la feule fource du côté d'Enghien, la plus abondante, & celle qui paroît le plus chargée de principes minéraux.

Cette fource fortoit autrefois du pied du glacis du déchargeoir, entre des pilotis, fur lefquels ce glacis eft bâti. M. *Le Veillard*, depuis qu'il a en obtenu la conceffion, a fait creufer deffous le glacis pour fuivre la fource jufqu'à une maffe de pierres d'entre lefquelles elle fourcille ; il a fait conftruire pour la recevoir un baffin de pierre qui fe décharge par une petite rigole dans un réfervoir également bâti en pierre de taille, dans lequel on puife l'eau; il a fait recouvrir le tout d'une voûte en maçonnerie, & l'a fermé d'une porte; ce qui garantit la fource d'être inondée par les eaux de l'étang, lorf-qu'elles coulent par le déchargeoir, & empêche qu'on n'y jette des immondi-ces, ou qu'on ne trouble de quelque autre manière la pureté des eaux.

La première chofe que nous crûmes devoir examiner, lorfque nous nous fom-mes tranfportés à la fource, fut d'évaluer à-peu-près la quantité d'eau qu'elle peut fournir; pour cet effet, nous jaugeâmes le réfervoir antérieur; nous trouvâmes qu'il avoit deux pieds quarrés, fur dix-huit pouces de profondeur; nous le fîmes vider, & nous examinâmes à quelle hau-teur les eaux qui venoient de la fource, y monteroient en une demi-heure de temps; nous trouvâmes qu'elles s'y étoient éle-vées de onze pouces, d'où nous conclûmes que la fource avoit fourni dans cet efpace de temps, cent trente-deux pintes d'eau de 48 pouces cubes chacune, & que, par conféquent, elle pouvoit en four-nir fix mille trois cents trente-fix pintes, ou vingt-deux muids en vingt-quatre heu-res; ce qui eft plus que fuffifant pour four-nir, non-feulement à l'ufage de ces eaux

A iv

en boiſſon, mais même permettoit d'eſ-
pérer qu'on pourroit y établir des bains.

Ces eaux exhalent úne odeur fétide de
foie de ſoufre qui ſe fait ſentir de fort loin;
puiſées dans un verre, elles paroiſſent
claires & limpides; leur goût n'eſt que
peu déſagréable; leur chaleur approche
très-fort de celles de toutes les eaux de
ſource, c'eſt-à-dire qu'elle n'a ni chaleur,
ni froid marqués. Sa peſanteur ſpécifique
eſt un peu plus conſidérable que celle de
l'eau de Seine clarifiée. Elle dépoſe dans
les baſſins qui la reçoivent une matière
noire; & dans le petit ruiſſeau qu'elle
forme, elle ſe couvre d'une pellicule
blanche aſſez ſemblable à celle qui s'é-
lève ſur l'eau de chaux. Les pierres & les
autres matières qui ſont au fond de ce
ruiſſeau, ſont couvertes d'un dépôt tantôt gris, tantôt violet, tantôt jaune à ſa
ſurface, mais conſtamment noir dans ſon
intérieur : ce dépôt devient gris en ſé-
chant; & ſi on le jette ſur un fer rouge
dans un lieu obſcur, il s'enflamme &
exhale une odeur de ſoufre.

Si on puiſe ces eaux dans des bouteilles de grès ou de verre, & qu'on les
bouche bien exactement, elles conſer-
vent leur diaphanéité, leur odeur & toutes leurs propriétés; mais, pour peu

qu'elles foient mal bouchées, elles fe troublent, & perdent peu à peu leur odeur. Pour s'affurer de la nature de la fubftance qui fe dégageoit de ces eaux lorfqu'elles étoient expofées à l'air, M. *Roux*, qui s'étoit chargé du détail des expériences, pefa l'eau contenue dans deux bouteilles de grès qui avoient été puifées de la veille, & les diftribua dans fix bocaux de verre bien nets, qu'il couvrit d'un papier pour les mettre à l'abri de la pouffière; ces eaux qui pefoient dix-fept livres trois onces & demie, commencèrent bientôt à loucher, & peu à peu elles devinrent blanches & laiteufes; il fe forma à leur furface une pellicule affez femblable à la crême de chaux; enfuite elles s'éclaircirent peu à peu, à mefure que cette matière fe précipitoit : leur odeur diminua dans la même proportion; de forte que le troifième jour, elle étoit entièrement diffipée, & que le quatrième, elles étoient redevenues entièrement claires. Ayant filtré ces eaux ainfi éclaircies pour avoir le dépôt qu'elles avoient formé, on obtint onze grains d'une matière sèche, qui, jetée fur un fer rouge dans un lieu obfcur, donna une légère flamme bleue, & exhala l'odeur du foufre; la matière qui refta après cette combuftion, étoit une terre infipide qui fe diffolvoit avec effervefcence dans les acides.

M. *Le Veillard* dit avoir obfervé qu'un pareil dépôt qu'il avoit obtenu des eaux qu'il avoit laiffées expofées à l'air, ne contenoit point de foufre, puifqu'il ne brûloit pas lorfqu'on le jettoit fur des charbons ardens ; mais il a reconnu depuis, qu'avant que la fontaine fût arrangée, il ne fe formoit point de pellicule à la furface des eaux qu'on expofoit à l'air, mais que le dépôt fe précipitoit en entier, & il croit que la pellicule feule eft inflammamable.

Ayant fait porter dans le laboratoire de M. *Roux* une certaine quantité de ces eaux, il prit en notre préfence dans chacun des verres numérotés ci-deffous, environ quatre ou cinq onces d'eau d'Enghien, puifées onze jours auparavant, mais gardées dans des bouteilles bien bouchées, & qui n'avoient paru avoir rien perdu de leur odeur ni de leur tranfparence ; il y mêla différens réactifs qui produifirent les effets fuivans.

N° 1er. La diffolution d'argent dans l'acide nitreux, y a produit un précipité noir en flocons.

N° 2. La diffolution de mercure dans

le même acide, un précipité d'un gris noirâtre.

Nº 3. La diffolution de plomb dans le même acide, un précipité en flocons tirant fur le noir.

N° 4. La diffolution de fel ou fucre de Saturne, un précipité d'un gris très-foncé, ou noirâtre.

N° 5. Une diffolution de vitriol très-chargée, & qui contenoit un léger excès d'acide, n'en a rien précipité.

N° 6. Une diffolution de vitriol affoiblie, a donné un précipité noir.

N° 7. Quelques gouttes de la diffolution d'arfenic dans l'acide de fel marin, ou ce qu'on appelle *beurre d'arfenic*, ont donné un précipité d'un beau jaune d'orpiment, avec l'odeur de l'orpiment.

Nº 8. L'alkali fixe les a rendues laiteufes.

N° 9. L'alkali volatil ordinaire a fait loucher légérement.

N° 10. L'alkali volatil cauftique n'y a produit aucun changement.

N° 11. Les acides n'ont paru y produire aucune altération.

La couleur & l'odeur du précipité obtenu avec le beurre d'arfenic, ont engagé M. *Roux* à l'examiner plus particulière-

A vj

ment. Il a pesé huit livres d'eau · d'Enghien, puisée depuis trois jours, & contenue dans une bouteille bien bouchée;
il y a versé peu à peu de sa liqueur arsenicale; il s'est fait un précipité jaune en
flocons, qui a bientôt gagné le haut de
la liqueur; il a filtré cette liqueur, il en
a retiré dix grains de précipité bien sec,
très-jaune, & ayant toutes les apparen-
ces de l'orpiment. Il a employé une once
de beurre d'arsenic pour cette précipitation.

Il a versé quelques gouttes de plus de
cette même liqueur dans l'eau filtrée dont
il avoit retiré les précipités, pour voir s'il
ne resteroit pas encore quelques vestiges
de cette matière qui colore l'arsenic en
jaune, & il s'est fait un précipité blanc:
il en a obtenu un semblable en versant
de la même liqueur arsenicale dans de
l'eau distillée.

Trois jours après, il précipita neuf
livres de la même eau puisée en même
temps, & gardée dans une bouteille bien
bouchée; il a obtenu un double précipité:
1°. un précipité jaune qui a flotté dans la
liqueur; & 2°. un précipité blanc qui a
adhéré aux vaisseaux dans lesquels il avoit
fait la précipitation; le précipité jaune n'a
pesé que neuf grains, & il n'a employé

que la même quantité de liqueur arsenicale.

Huit livres d'eau d'Enghien gardées trois jours dans une bouteille qui ne bouchoit pas bien, & qui avoit commencé à se troubler, a donné avec la même quantité de liqueur arsenicale, un précipité mêlé de jaune & de blanc, qui étant desséché, a paru gris, & s'est trouvé peser vingt-trois grains.

Enfin, voulant se procurer une certaine quantité de précipité, il s'est transporté avec M. *Darcet* à la fontaine, où il a précipité une quantité considérable d'eau; & il a remarqué que, lorsqu'il n'employoit que la juste proportion de la liqueur arsenicale, il n'avoit qu'un précipité jaune flottant; mais que, lorsqu'il en mettoit au-delà, il se formoit en même temps un précipité blanc qui tomboit sur le champ au fond des vaisseaux.

Pour reconnoître la matière qui coloroit ainsi en jaune ces précipités, il en a jetté quelques grains sur un charbon ardent; il a observé qu'il brûloit à la manière de l'orpiment, & qu'il exhaloit une odeur mêlée de soufre & d'arsenic : d'où il s'est cru fondé à conclure que c'étoit du soufre, comme sembloit l'indiquer la couleur; cependant, pour s'en assurer d'une manière encore plus convaincante,

Il a mis dix grains de ce précipité
jaune bien pur dans une cornue ; il a mis
dans une seconde cornue le précipité
gris qu'il avoit obtenu de l'eau qui com-
mençoit à se troubler ; & dans une troi-
sième, dix grains d'orpiment naturel, tel
qu'on le trouve dans le commerce ; il a
ajusté ces trois cornues dans un seul &
même fourneau, il leur a adapté un seul
& même récipient ; il a poussé le feu pen-
dant deux bonnes heures : il a passé dans
le ballon quelques gouttes d'humidité pro-
venant des deux précipités ; car le col des
deux cornues qui les contenoient en étoit
légérement mouillé, tandis qu'il n'en a
pas apperçu le moindre vestige dans celle
où étoit l'orpiment naturel : cette humidité étoit de l'acide sulfureux volatil,
car le ballon en avoit fortement l'odeur.

Il s'est fait dans la cornue où étoit l'orpiment naturel, un sublimé qui a tapissé
la voûte de la cornue, & la partie du col
qui traversoit la paroi du fourneau, un
sublimé, dis-je, plutôt orangé que rouge ;
les bords en étoient même jaunes : il est
resté dans le fond de la cornue un bouton
de matière fondue, dont la partie adhé-
rente au verre est d'une belle couleur
d'or, & la partie supérieure rouge.

Il s'est fait dans la voûte de la cornue

qui contenoit le précipité jaune pur, un
fublimé d'un jaune foncé, & dans le col
un fublimé en partie jaune, en partie
rouge comme du réalgar; il eft refté une
matière fpongieufe noire qui reffembloit
à une fcorie, & qui, jettée fur des charbons ardens, a répandu une fumée blanche & une odeur arfenicale.

Enfin, on a trouvé dans la voûte de la
troifième cornue un fublimé en partie
jaune & en partie rouge, & un femblable
dans le col; la portion rouge en étoit
même d'un plus beau rouge; le réfidu
étoit fondu comme celui de l'orpiment,
mais fa partie fupérieure étoit couverte
d'une matière fuligineufe.

Une autre fois, il a pris un gros cin-
quante-deux grains de précipité jaune, il
les a mêlés avec le double de leur poids
de fublimé corrofif; il a mis le tout dans
une petite cornue de verre qu'il a placée
dans un fourneau de réverbère; il y a ajufté
un récipient, & a donné un feu convena-
ble; il a paffé d'abord une liqueur
jaune, ou un véritable beurre d'arfénic;
il s'eft fait un double fublimé; le premier
jaune, qui n'a paru être qu'une portion
de l'orpiment qui avoit échappé à la dé-
compofition, & le fecond rouge; celui-ci
s'eft trouvé être un véritable cinnabre :

il eſt reſté dans le fond de la cornue une matière noire, dont une partie étoit en poudre, & l'autre formoit une maſſe, mais qui s'eſt également réduite en pouſſière, en la retirant de la cornue. Cette matière étoit ſemblable à celle qu'on avoit obtenue du précipité pur, à cela près qu'elle ne paroiſſoit pas avoir ſubi de fuſion comme elle : cette matière, quoiqu'elle eût ſupporté un degré de feu très-conſidérable, paroiſſoit retenir encore de l'arſenic, puiſque, jettée ſur un charbon ardent, elle en a répandu l'odeur.

Non-ſeulement ces expériences réitérées conſtatent de la manière la plus évidente la préſence du ſoufre dans les eaux d'Enghien, mais encore peuvent fournir une méthode ſimple & facile de le démontrer dans les eaux où il eſt contenu, dans leſquelles ſon exiſtence a paru problématique à quelques chimiſtes (a), avec d'autant plus de fondement, que la couleur noire que prennent l'argent & les différentes diſſolutions métalliques, avoient été juſqu'ici les ſeuls indices par leſquels on pouvoit juger de ſa préſence, indices qui pouvoient d'autant mieux être ſuſ-

_____

(a) *Voyez* l'Hydrologie de M. *Monet.*

pects, que beaucoup d'autres matières que le foufre, préfentent le même phéno-mène. Cette méthode eft d'ailleurs plus fimple que celle qu'ont employée MM. *Richard* & *Bayen*, dans l'analyfe qu'ils ont faite des eaux fulfureufes de Bagnè-res de Luchon, méthode qui confifte à précipiter les eaux avec une diffolution de mercure, & à fublimer enfuite le pré-cipité pour le convertir en cinnabre, au lieu que la couleur jaune du précipité arfenical, indique immédiatement la pré-fence du foufre, puifque cette fubftance eft la feule connue qui puiffe colorer l'ar-fenic en jaune.

M. *Roux* avoit imaginé qu'en évapo-rant dans des vaiffeaux fermés l'eau qui furnageoit fes différens précipités, il par-viendroit à découvrir la fubftance que le foufre abandonne pour s'unir à l'arfenic; mais il a été trompé dans fon attente: lorfque cette eau a été évaporée aux trois-quarts, il a criftallifé une efpèce de fel jaunâtre, de nature arfenicale, qui lui a paru infoluble ou prefque infoluble dans l'eau, & qui, jeté fur les charbons, ré-pand une odeur d'ail; fel dont il fe pro-pofe de faire un examen plus fuivi. Ce fel féparé, il a continué l'évaporation; il s'eft dégagé encore de l'arfenic fous la forme

de fel foyeux : ayant continué l'évaporation, il eſt reſté une liqueur graſſe, dans
laquelle il a vu flotter quelques flocons
qui l'ont déterminé à la filtrer ; les ayant
féparés par ce moyen, & les ayant lavés
avec de l'eau diſtillée, il a trouvé que
c'étoit une félénite du plus beau blanc
argentin : le reſte de la liqueur évaporée
a formé un *magma* falin qui a été criſtal-
liſé par le refroidiſſement en aiguilles
groupées par paquets ; ce *magma* a bientôt attiré l'humidité de l'air, & s'eſt réſous
en liqueur.

Après avoir démontré la préſence du
foufre dans les eaux d'Enghien, M. *Roux*
a procédé, comme nous en étions con-
venus, à la recherche des autres matières
contenues dans ces eaux. Pour cet effet,
il a pris quinze pintes de ces eaux puiſées
depuis douze jours, & gardées dans des
bouteilles de grès bien bouchées, dans
leſquelles elles n'avoient rien perdu ; il
les a miſes dans trois alembics de verre,
placées dans un grand bain ; elles ont
donné trois gros douze grains de réſidu
fec, ce qui fait fept grains $\frac{9}{15}$ par livre,
ou quinze $\frac{3}{15}$ grains par pinte.

Il a mis quelques grains de fon réſidu
bien fec fur un fer rouge dans un lieu
obfcur ; il n'a pu obferver ni flâme, ni

vapeurs fenfibles. Il en a pris deux gros qu'il a mis fur un filtre ; il a verfé deffus environ huit onces d'eau diftillée bouillante ; il a filtré la diffolution : le réfidu non diffous, refté fur le filtre, a pefé, après avoir été bien féché, un gros vingt-neuf grains ; par conféquent il y a eu quarante-trois grains de matière diffoute.

Il a verfé fur cette portion du réfidu, qui n'avoit pu être diffoute par l'eau, deux onces de bon vinaigre diftillé ; il s'eft fait une effervefcence : il a filtré la diffolution ; il a bien édulcoré le réfidu qui, lorfqu'il a été fec, s'eft trouvé pefer foixante-fept grains qui étoient une véritable félénite : par conféquent le vinaigre avoit diffous quarante-quatre grains de terre calcaire pure qui étoient confondus avec elle.

La liqueur qui avoit diffous la matière faline, mife à évaporer, a donné d'abord une affez grande quantité de félénite, ce qui a obligé de la filtrer à différentes reprifes ; lorfqu'elle a été portée au point de la criftallifation, elle a donné des criftaux en colonnes affez purs, qu'il a été aifé de reconnoître pour un véritable fel de Glauber, puifque l'alkali végétal n'a point précipité de terre de fa diffolution, qu'ils avoient le goût amer, & qu'ils font tombés en efflorefcence par la defficcation à

l'air. La liqueur qu'on a continué à évaporer, a encore fourni du fel de Glauber,
& quelques cubes de fel marin; il eft refté
quelques gouttes d'eau-mère qui a refufé
de criftallifer, qui, étant étendue dans un
peu d'eau diftillée, a donné un précipité
blanc & terreux par l'addition d'un alkali
fixe; ce qui prouve que c'eft un fel à
bafe terreufe : une petite quantité qu'on
avoit defféchée, a paru répandre une légère odeur d'efprit de fel, en y appliquant
une goutte d'huile de vitriol.

D'où il réfulte que ces eaux, outre le
foufre dont nous avons parlé, contiennent
une affez grande quantité de terre calcaire
pure & de félénite, un peu de fel de Glauber, & une quantité encore plus petite de
fel marin, & de fel marin à bafe terreufe.

On nous demandera fans doute quelle
eft celle de ces fubftances qui tient le
foufre en diffolution, & quelle eft la rai-
fon qui fait qu'il s'en fépare dès qu'il a le
contact de l'air? Nous croyons pouvoir
conjecturer qu'il y eft uni à un alkali de
la nature de la bafe du fel marin ou du
natrum; que lorfque ces eaux viennent à
être expofées à l'air, la félénite & le fel
marin à bafe terreufe, qui font contenus
affez abondamment dans ces eaux, dé-
compofent le foie de foufre par l'union

qui fe fait de leur acide avec l'alkali du
foie de foufre; que le foufre fe précipite
avec la terre que l'acide abandonne,
tandis qu'il réfulte de l'union de l'acide
vitriolique de la félénite à l'alkali minéral
du foie de foufre un véritable fel de Glauber, & de celle de l'acide marin du fel
marin à bafe terreufe à une autre portion
du même alkali, un véritable fel marin;
à moins qu'on n'aimât mieux fuppofer
que le foufre eft uni à une terre calcaire
abfolument dépouillée d'air, ou dans
l'état de chaux vive, laquelle reprenant
de l'air dès qu'elle a le contact de l'at-
mofphère, ceffe d'être foluble dans l'eau,
tombe & entraîne avec elle le foufre.

Quoi qu'il en foit de ces conjectures,
nous croyons pouvoir conclure de la nature connue de ces eaux, qu'elles peuvent produire des effets très-falutaires
dans plufieurs maladies chroniques; qu'on
a lieu d'attendre qu'elles feront apériti-
ves, atténuantes, incifives, déterfives;
qu'elles pourront convenir dans les affections pforiques, les paralyfies & les ul-
cères internes: nous favons même qu'on
en a fait ufage avec quelque fuccès dans
plufieurs affections de cette efpèce; qu'elles ont paru, lorfqu'on les a prifes avec
les précautions & les ménagemens con-

venables, porter à la peau, & exciter des
fueurs abondantes.

Signé BELLOT, BERTRAND, ROUX,
DARCET.

Le famedi 29 janvier 1774, la Faculté
de médecine affemblée pour entendre le
Rapport de MM. les Commiffaires qu'elle
avoit nommés pour examiner les eaux
d'Enghien, a adopté en tout leur fenti-
ment fur la nature & les propriétés def-
dites eaux : la Compagnie a jugé qu'elles
pourroient devenir un nouveau fecours
en faveur des citoyens, d'autant plus
avantageux, qu'elles fe trouvent à portée
de la capitale, & c'eft ainfi que j'ai conclu.

Signé L. P. F. R. LE THEUILLIER, doyen.

Avant que la Faculté s'occupât des
eaux d'Enghien, le père *Cotte* de l'Oratoire, phyficien diftingué, les avoit examinées, mais légérement, ainfi que M.
Macquer. M. *Le Veillard* en a fait en 1771
une analyfe très-détaillée, qu'il a lue à
l'Académie des fciences, & qui eft im-
primée dans le volume IX des Savans
étrangers : M. *d'Eyeux* en a fait une autre
quelques années après. Enfin, depuis
celle de la Faculté, la Société royale de

médecine les a auffi analyfées ; fon réful-
tat eft à-peu-près le même que celui de
la Faculté pour les fubftances qu'elles
contiennent , & les avantages qu'on doit
en attendre.

La diftribution de ces eaux fe fait à la
fontaine, & dans tous les dépôts où fe
débitent les nouvelles eaux minérales de
Paffy : favoir, à Paris, chez M. de *Pene-
Tancoigne*, apothicaire (*a*), fucceffeur de
M. *Boulduc*, rue des Boucheries, faux-
bourg S. Germain, & chez MM. *Cadet* &
Derofne, apothicaires, rue Saint-Honoré ;
à Verfailles, chez M. *Colombot*, apothicaire, fucceffeur de M. *Corion* ; à Saint-
Germain, chez *M. Gros*, apothicaire ; &
à Paffy, aux nouvelles eaux minérales: on
pourra même les y boire dans le jardin.

On les donnera *gratis* aux pauvres à
la fontaine, ainfi qu'on l'a toujours fait
pour les nouvelles eaux de Paffy ; mais
fur le certificat figné d'un médecin ou

_____

(*a*) Le dépôt de M. *Pene-Tancoigne* a été
fubftitué à celui ci-devant chez M. *Croharé*,
rue de l'ancienne Comédie françoife, & plus
antérieurement rue du Cœur-Volant. Le dépôt
de M. *Pene-Tancoigne*, & celui de MM. *Cadet*
& de *Rofne*, font les feuls à Paris où fe diftri-
buent les nouvelles eaux minérales de Paffy,
& celles d'Enghien.

d'un chirurgien, ou du curé de leur pa-
roiſſe, qui porte la quantité dont ils ont
beſoin, & qu'ils ſont hors d'état de les
payer.

FIN.

Approuvé, ce 17 avril 1785. VICQ D'AZYR.

Vu l'Approbation, permis d'imprimer, ce 19
avril 1785. LENOIR.

www.ingramcontent.com/pod-product-compliance
Lightning Source LLC
Chambersburg PA
CBHW070158200326
41520CB00018B/5460